NUTRIZIONE INTELLIGENTE ARTIFICIALE
-
Può l'intelligenza artificiale sostituire il nutrizionista?

Dario Mazzonello

Sommario

Introduzione

Negli ultimi tempi sta prendendo piede in maniera sempre più prepotente la discussione sulle intelligenze artificiali, della loro evoluzione e di come potrebbero – chissà – sostituire l'uomo per lo meno nelle professioni intellettuali. Ha senso creare, migliorare, ottimizzare e rendere sempre più capaci certe entità? Ha, viceversa, senso ostacolare questo tipo di avanzamento? Io di certo non ho la risposta né ho le competenze per cercare di sviscerare il problema.

Ho trovato però affascinante come siano stati diverse le figure professionali che si sono agganciate alla "moda" e hanno sfruttato l'intelligenza artificiale per aiutarli nel loro lavoro. Dato che la professione di nutrizionista che svolgo è una professione intellettuale che potrebbe essere a rischio, sono nate in me delle domande. E' possibile che questa intelligenza artificiale faccia il lavoro al posto mio? Posso, invece, far sì che si trasformi uno strumento per migliorare la mia professione o, quanto meno, renderlo più semplice per me e i miei pazienti?

Per capire se io possa o meno testare l'intelligenza artificiale, è stato necessario informarmi su cos'è e come funziona. Chiaramente, no: non è un robot assassino che vuole prendere il controllo del mondo.

Ho preso in considerazione ChatGPT. Si tratta di un modello di linguaggio artificiale sviluppato da OpenAI. In pratica è una chat, come le chat automatiche che si trovano nelle app di servizi degli operatori telefonici. La differenza sostanziale è che è stato addestrato su enormi quantità di testo al fine di generare risposte automatiche alle domande degli utenti in modo naturale e coerente, su relativamente qualsiasi argomento. ChatGPT può essere utilizzato in diversi contesti, come l'assistenza clienti, la ricerca di informazioni e l'elaborazione del linguaggio naturale in generale. Esistono diversi modelli, cioè versioni, dettate dagli aggiornamenti che riceve dalla casa di sviluppo: al momento in cui scrivo la versione 3.5 è gratuita e disponibile per tutti, ma esiste un aggiornamento al modello 4 che è però a pagamento, rilasciato proprio mentre scrivo.

Per osservare se l'intelligenza artificiale – per come è adesso – possa essere utilizzabile dal professionista della nutrizione, ho deciso di avvalermi della versione 3,5 – come potrebbero fare altri nutrizionisti. Non ho voluto testare anche ChatGPT 4 perché, nonostante sarebbe sicuramente interessante comprenderne le differenze e l'evoluzione, ho voluto mettermi nei panni di colleghi che vogliono sfruttare questa intelligenza come strumento ma vogliono investire meno denaro possibile.

Ti racconto com'è andata!

Sei abbastanza intelligente da farmi una giornata di dieta?

Il mio primo approccio si è basato su una richiesta abbastanza semplice.

"crea un piano alimentare di 1 giorno diviso in 5 pasti (colazione, spuntino, pranzo, merenda, cena) per un uomo in perfetta salute, alto 1,73 metri, dal peso di 63 kg, sedentario"

Con questa domanda ho voluto dare all'intelligenza artificiale le informazioni minime necessarie per costruire una prima bozza di piano alimentare. Il soggetto del piano alimentare, banalmente, sono io. Il risultato è stato abbastanza coerente con quello che ho chiesto:

Colazione (tempo: 8:00):
1 tazza di latte magro
1 tazza di cereali integrali con miele e frutta fresca
Spuntino (tempo: 10:30):
1 frutto fresco (ad es. mela, pera, banana)
Pranzo (tempo: 13:00):
Insalata di pollo e verdure miste (lattuga, pomodori,
cetrioli, peperoni, carote) con olio d'oliva e aceto
balsamico
1 fetta di pane integrale
1 tazza di acqua naturale
Merenda (tempo: 16:00):
1 yogurt magro alla frutta
Cena (tempo: 19:30):
Pesce alla griglia o al forno (ad es. salmone, orata)
con verdure grigliate (ad es. zucchine, peperoni,
melanzane)
1 porzione di riso integrale
Insalata verde con olio d'oliva e aceto balsamico
1 tazza di acqua naturale

A una prima occhiata non sembra discostarsi tanto da quella che potremmo definire una dieta occidentale: altamente ricca di prodotti derivati animali e utilizzo del latte a colazione. Non perfettamente coerente con le linee guida, ma comprensibile.

Da notare la presenza di unità di misura americane: le tazze sostituiscono i grammi per tutto, anche per l'acqua. Nonostante avesse prodotto un risultato completo, ho voluto indagare un po' di più sulle basi su cui ha costruito questo piano. Mi sono limitato a chiedere la stima delle kilocalorie per questo piano. La risposta è stata ... ambigua:

Il conteggio calorico dipende dalle porzioni specifiche utilizzate nella preparazione dei pasti e quindi non è possibile fornire un conteggio preciso delle calorie per questo piano alimentare. Tuttavia, posso fornirti alcune stime approssimative delle calorie in base alle porzioni medie:
Colazione: circa 350-400 calorie
Spuntino: circa 70-100 calorie
Pranzo: circa 450-500 calorie
Merenda: circa 100-150 calorie
Cena: circa 500-600 calorie
In totale, questo piano alimentare fornirebbe circa 1470-1750 calorie al giorno, a seconda delle porzioni utilizzate. Tuttavia, il conteggio calorico preciso dipende dalle esigenze individuali e dalle specifiche quantità di alimenti consumati.

Nei fatti, mi sta dicendo che ha creato una bozza di piano alimentare che non va realmente bene per il soggetto indicato, ma può andare bene per chiunque abbia la necessità di una dieta compresa fra 1470 e 1750 kilocalorie. Una forbice troppo grande in cui potrebbero rientrare tantissime persone con necessità, abitudini, percentuali corporee totalmente differenti fra di loro. Costruendo la giornata alimentare in questo modo, ChatGPT non può essere un valido aiuto: troppe mancanze.

Ma forse la colpa è mia: ho provato allora a cambiare il modo in cui pongo la domanda, aumentando i dettagli. Fra le diverse prove che ho fatto, questa domanda sembra donare i risultati migliori:

"crea un piano alimentare di 1 giorno da 1700 kcal diviso in 5 pasti (colazione, spuntino, pranzo, merenda, cena) per un uomo in perfetta salute ma sedentario".

Inserendo direttamente la stima in kilocalorie e non i dati antropometrici mi aspettavo potesse offrire un piano più soddisfacente. Il risultato è stato questo:

Colazione (tempo: 8:00):
2 uova strapazzate con una fetta di pane tostato integrale
1/2 avocado a fette
1 tazza di caffè o tè senza zucchero

Spuntino (tempo: 11:00):
1 porzione di frutta fresca (ad esempio una mela o un'arancia)

Pranzo (tempo: 13:30):
Insalata di lattuga, pomodori, cetrioli, peperoni e olive nere condita con olio d'oliva e aceto balsamico
100 grammi di petto di pollo alla griglia
1/2 tazza di riso integrale
1 tazza di acqua naturale

Merenda (tempo: 16:00):
1 yogurt magro alla frutta
1/4 tazza di frutta secca mista (ad esempio noci, mandorle, nocciole)

Cena (tempo: 19:30):
100 grammi di salmone alla griglia o al forno
1 porzione di verdure al vapore o alla griglia (ad esempio zucchine, carote, broccoli)
1 patata dolce media al forno
1 tazza di acqua naturale

Il risultato, come è palese, non solo non è migliorato ma è anzi in alcuni punti peggiorato. Non solo continua a esserci una quantità che ritengo troppo elevata di alimenti di origine animale, ma vengono addirittura proposti un pranzo e una cena che se mangiati nella stessa giornata possono anche dare una sorta di senso di dejavu insoddisfacente, per quanto sono simili. In tutto ciò, da professionista del settore, sentivo la mancanza di dettagli e informazioni più accurate. Tanto vale chiederle, allora!

"descrivi l'analisi bromatologica di ognuno dei pasti che hai appena creato"

L'analisi bromatologica permette di identificare gli esatti quantitativi di tutti i nutrienti presenti nel pasto in base a quanti e quali ingredienti stai usando.

La risposta ricevuta da un lato mi è sembrata ovvia, dall'altro mi ha fatto riflettere:

Purtroppo, non posso fornire un'analisi bromatologica dettagliata di ogni pasto poiché il conteggio preciso delle calorie e dei nutrienti dipende dalle porzioni specifiche utilizzate nella preparazione dei pasti. Tuttavia, posso fornirti alcune informazioni generali sulle fonti di nutrienti presenti in ciascun pasto:
Colazione: le uova forniscono proteine di alta qualità e grassi sani, l'avocado è una buona fonte di grassi monoinsaturi, mentre il pane integrale fornisce carboidrati complessi e fibre.
Spuntino: la frutta fresca fornisce carboidrati semplici, vitamine e minerali.
Pranzo: il petto di pollo fornisce proteine magre, il riso integrale fornisce carboidrati complessi e fibre, mentre le verdure miste forniranno vitamine e minerali.
Merenda: lo yogurt magro fornisce proteine, mentre la frutta secca mista fornisce grassi sani e fibre.
Cena: il salmone fornisce proteine e grassi sani omega-3, le verdure forniranno vitamine e minerali, mentre la patata dolce fornisce carboidrati complessi e fibre.

Certo, ha ragione: senza i grammi dei singoli ingredienti non può certo fare le dovute proporzioni, non può paragonare nulla alle tabelle ufficiali.

E' chiaro quindi che dal punto di vista della stesura del piano alimentare, Chat GPT 3.5 non è in grado di darmi un prodotto soddisfacente: non calcola i fabbisogni energetici, non propone esempi di porzioni e di conseguenza non può nemmeno farmi comprendere se, a livello bromatologico, i singoli pasti proposti possano o meno essere inclusi in una dieta.

Questo implica l'impossibilità da parte del professionista di utilizzare l'intelligenza artificiale nel suo lavoro? Forse no: ho scavato più a fondo per trovare una risposta certa.

Ti do in pasto una ricetta: di che è fatta?

Se con un piano da una giornata intera trova difficoltà perché non è in grado di dare un valore in grammi alle porzioni, mi sono detto, potrebbe essere interessante capire come ragiona se sono io a definire i grammi degli ingredienti.

Ho recuperato una ricetta "popolare" molto semplice, tipica del periodo invernale: pasta con le fave. Questi sono gli ingredienti per come mi è stata insegnata:

-Fave: 100 grammi
-Pasta: 80 grammi
-Cipolla: 30 grammi
-Pomodoro: 100 grammi
-Sale: 7-8 grammi (abbastanza per salare la pasta)

Ho allora posto questa domanda all'IA:

"*Fammi l'analisi bromatologica di un pasto che contiene questi ingredienti: 100 grammi di fave fresche, 80 grammi di pasta di semola, 30 grammi di cipolla rossa, 100 grammi di pomodoro fresco, 7 grammi di sale fino*".
La risposta non è tardata ad arrivare:

Ecco l'analisi bromatologica approssimativa del pasto che hai descritto, tenendo conto delle quantità di ingredienti specificati:
Fave fresche (100 g): 341 kcal, 26,1 g di proteine, 58,1 g di carboidrati, 0,8 g di grassi, 25,0 g di fibre
Le fave sono un'ottima fonte di proteine vegetali, carboidrati complessi e fibre. Inoltre, contengono importanti minerali come ferro, calcio e magnesio.
Pasta di semola (80 g): 280 kcal, 9,6 g di proteine, 55,2 g di carboidrati, 1,4 g di grassi, 3,2 g di fibre
La pasta di semola è una fonte importante di carboidrati complessi e offre una modesta quantità di proteine e fibre. Inoltre, contiene vitamine del gruppo B e minerali come ferro e magnesio.
Cipolla rossa (30 g): 10 kcal, 0,2 g di proteine, 2,2 g di carboidrati, 0,0 g di grassi, 0,4 g di fibre
La cipolla rossa è una buona fonte di fibre e contiene piccole quantità di vitamine C e B6.
Pomodoro fresco (100 g): 18 kcal, 0,9 g di proteine, 3,9 g di carboidrati, 0,2 g di grassi, 1,2 g di fibre

I pomodori sono una fonte importante di vitamina C, potassio e licopene, un antiossidante che si ritiene possa aiutare a proteggere il cuore e la prostata.
Sale fino (7 g): 0 kcal, 0,0 g di proteine, 0,0 g di carboidrati, 0,0 g di grassi, 2,8 g di sodio
Il sale è un minerale che viene spesso aggiunto agli alimenti per insaporirli. Tuttavia, un consumo eccessivo di sale può aumentare il rischio di malattie cardiache e ipertensione.
In generale, questo pasto fornisce una buona quantità di proteine vegetali, carboidrati complessi, fibre e vitamine e minerali importanti. Tuttavia, è anche relativamente alto in carboidrati e potrebbe non essere adatto a persone con diabete o problemi di controllo glicemico. Si consiglia di porzionare il pasto in base alle proprie esigenze caloriche e nutrizionali individuali.

L'analisi che mi ha dato è quasi del tutto soddisfacente e in linea con la maggior parte delle tabelle nutrizionali, anche quelle di riferimento per la professione. Dato che mancava il totale, gliel'ho chiesto separatamente.

Certamente, ecco il totale approssimativo di calorie e nutrienti presenti nel pasto descritto:
Calorie totali: circa 649 kcal
Proteine totali: circa 36,8 g

Carboidrati totali: circa 119,4 g
Grassi totali: circa 1,6 g
Fibre totali: circa 32,6 g
Sodio totale: circa 196 mg
Tieni presente che questi sono solo valori
approssimativi, in quanto possono variare
leggermente in base alla qualità degli ingredienti e
alla modalità di preparazione del pasto.

In linea di massima, è quindi possibile da parte del professionista della nutrizione sfruttare questa intelligenza artificiale per analizzare ricette preesistenti, definirne l'analisi bromatologica e comprendere se è una ricetta che possiamo integrare o meno nei nostri piani nutrizionali, in base al paziente che abbiamo di fronte.

Bisogna però tenere in considerazione praticamente tre "contro", dettati dai limiti dell'applicazione stessa:

- Innanzitutto, dovremo essere noi a inserire manualmente le quantità di ingredienti per ogni pasto, cosa comunque fattibile senza troppe difficoltà visto l'enorme parco ricette presenti sul web e nella tradizione popolare.

- In più, dobbiamo sempre rivedere attentamente le indicazioni che include nelle risposte, perché non sempre corrette o idonee alla ricetta in sé. Un esempio è palese quando descrive i nutrienti del pomodoro: lo definisce fonte di Vitamina C, che è vero, ma siccome la ricetta prevede la cottura e questo nutriente è termolabile – cioè si degrada col calore – la sua presenza nel piatto pronto da essere mangiato è praticamente nulla. Non ha senso allora inserire questa indicazione o prenderla proprio in considerazione.

- Infine, non bisogna dimenticare che questo tipo di intelligenza artificiale recupera dati da una banca dati che non è aggiornata ogni giorno, e di conseguenza potrebbe donare informazioni che non collimano con quelle attuali, aggiornate.

Se il nutrizionista è conscio di queste incongruenze ed è in grado di riconoscerle, allora ritengo che l'intelligenza artificiale possa essere un ottimo aiuto nell'analisi bromatologica di ricette da inserire nei propri piani nutrizionali.

L'intelligenza artificiale sa applicare il metodo delle sostituzioni?

Le capacità che abbiamo riconosciuto a questa intelligenza artificiale sembrano sposarsi bene con un metodo di gestione del piano nutrizionale che è diffuso un po' ovunque, per lo meno nel panorama italiano, che chiameremo "Metodo delle Sostituzioni". Non ha un vero e proprio nome, anche perché non è stato inventato da nessuno: ha preso piede nella pratica professionale perché si basa su assunti logici che, se applicati correttamente, ne fanno un'enorme arma nelle mani del paziente. Proprio per la sua semplicità è spesso proposto a chi deve seguire una dieta di mantenimento oppure a chi ha una certa praticità nel variare ingredienti in cucina.

Questo metodo si basa sulla costruzione di una giornata tipo in cui ogni pasto è suddiviso non tanto – come in altri tipi di piani alimentari – in ingredienti e quantità, bensì in gruppi di alimenti e quantità. Facciamo un esempio pratico.

Seguendo questo tipo di modello, se volessi proporre un pasto a un paziente lo presenterei in questa forma:

Pranzo
-Pasta 80 grammi
-Legumi 100 grammi
-Verdure 200 grammi
-Frutta 150 grammi
-Olio 1 cucchiaio

A questo piano nutrizionale schematizzato va consegnata al paziente una tabella di alimenti equivalenti: dalla tabella dei legumi può scegliere quale inserire nella ricetta, dalla tabella delle verdure quale o quali lavare, e via discorrendo.

Questo metodo ha chiaramente dei limiti: non tutte le verdure sono perfettamente uguali dal punto di vista dei nutrienti, così come non tutte le verdure. Tuttavia, le variazioni sono talmente minime che – nel caso di una dieta di mantenimento o comunque di una dieta non troppo ferrea – non generano un grosso dilemma. Viceversa, è un metodo che mostra un grande vantaggio: la compliance del paziente.

La persona che deve seguire questo piano alimentare ha un'enorme libertà di scelta su cosa comprare, cucinare e mangiare. Inoltre, può tranquillamente applicare questo stesso schema a prescindere dalla stagione in cui si trova, dato che non è necessario avere sul tavolo uno specifico ortaggio.

Con questo tipo di dieta, allora, l'intelligenza artificiale può darci una mano? L'ho testata, e questo è stato il risultato. Al solito, ho scelto di fare una domanda più dettagliata possibile, così da dirigere la risposta verso l'argomento che mi interessa. Dopo un paio di prove, ha cominciato a capire cosa stessi chiedendo.

"Utilizza il seguente schema per costruire tre proposte di pasto. Indica per ognuna delle proposte l'analisi bromatologica.
-Pasta 80 grammi
-Legumi 100 grammi
-Verdure 200 grammi
-Frutta 150 grammi
-Olio 1 cucchiaio "

Le tre proposte che mi ha fornito sono state:

Proposta 1
Pasta di semola integrale, 80 grammi
Fagioli borlotti, 100 grammi
Spinaci, 200 grammi
Pesca, 150 grammi
Olio extravergine d'oliva, 1 cucchiaio
Analisi bromatologica:
Calorie: 486 kcal
Proteine: 18 g
Grassi: 10 g
Carboidrati: 80 g
Fibre: 15 g

Proposta 2
Pasta di semola integrale, 80 grammi
Lenticchie, 100 grammi
Broccoli, 200 grammi
Mela, 150 grammi
Olio extravergine d'oliva, 1 cucchiaio
Analisi bromatologica:
Calorie: 505 kcal
Proteine: 21 g
Grassi: 9 g
Carboidrati: 86 g
Fibre: 18 g

Proposta 3
Quinoa, 80 grammi
Ceci, 100 grammi

Zucchine, 200 grammi
Arancia, 150 grammi
Olio extravergine d'oliva, 1 cucchiaio
Analisi bromatologica:
Calorie: 474 kcal
Proteine: 16 g
Grassi: 11 g
Carboidrati: 73 g
Fibre: 16 g

Ho notato subito una cosa interessante, ma che dovevo aspettarmi: l'intelligenza artificiale ha imparato dalle mie richieste precedenti e, se prima dovevo chiedere di fornirmi l'analisi bromatologica totale, adesso me la fornisce in automatico.

Le tre proposte sono perfettamente coerenti con quanto richiesto: propone alternative in ogni gruppo alimentare che ho indicato e, nella terza proposta sostituisce la pasta a favore della quinoa: un'alternativa apprezzabile sia da me come professionista sia – si spera sempre – dal paziente che vede ulteriore varietà nel piano alimentare.

Come era prevedibile, a livello bromatologico le tre proposte non differiscono di troppo: non oltre 30 kcal di differenza e pochissimi grammi di differenza per i macronutrienti. Analisi che è anche corretta se paragonata alle tabelle ufficiali di riferimento.

Un ottimo risultato che pone questo tipo di intelligenza artificiale come valido strumento per studiare la composizione dei pasti che proponiamo ai pazienti.

Intelligenza al servizio dell'Educazione (Alimentare)

Una volta studiata l'utilità di ChatGPT per la formulazione di piani alimentari, è tempo di un altro aspetto molto approfondito nel mio settore: l'educazione alimentare. E' infatti compito del biologo nutrizionista educare al corretto rapporto con il cibo, al non lasciarsi suggestionare da dicerie e invenzioni e definire un percorso di conoscenza e consapevolezza degli alimenti che possa portare al miglioramento della benessere fisiologico di una persona. Si tratta di un lavoro di divulgazione in cui mi aspettavo invece maggiore possibilità di sfruttamento di questo strumento, dato che attinge a una banca dati particolarmente grande.

Dato che poco prima mi aveva dato un'informazione sbagliata, ho deciso di lavorare su questo ambito.

Fra le varie prove, la domanda che ha dato una risposta soddisfacente e su cui riflettere è stata:

"scrivi un testo di educazione alimentare sul tema delle vitamine termolabili, le loro fonti alimentari e i metodi di preparazione che le degradano"

La risposta è stata elaborata con maggiore reattività, o almeno così mi è sembrato.

Le vitamine termolabili sono un gruppo di vitamine che sono sensibili al calore e alla luce. Questo significa che alcune di queste vitamine possono essere danneggiate durante il processo di cottura o preparazione dei cibi. Ecco perché è importante conoscere le fonti alimentari delle vitamine termolabili e i metodi di preparazione che possono degradarle.

Le vitamine termolabili più comuni sono la vitamina C, la vitamina B1 (tiamina), la vitamina B2 (riboflavina) e la vitamina B9 (acido folico). Ecco alcuni esempi di fonti alimentari di queste vitamine:

- *Vitamina C: agrumi (arance, limoni, mandarini), kiwi, pomodori, peperoni, broccoli.*

- *Vitamina B1: carne di maiale, cereali integrali, legumi, noci.*

- *Vitamina B2: latte, yogurt, formaggio, carne, verdure a foglia verde, funghi.*

- *Vitamina B9: verdure a foglia verde (spinaci, broccoli, cavoli), frutta secca, cereali integrali.*

Ecco alcuni metodi di preparazione che possono degradare le vitamine termolabili:

- *Cottura a temperature elevate: le vitamine termolabili sono sensibili al calore e possono essere danneggiate durante la cottura a temperature elevate. Per questo motivo, è consigliabile evitare la cottura prolungata o la frittura ad alte temperature.*

- *Conservazione a lungo termine: le vitamine termolabili possono degradarsi anche durante la conservazione a lungo termine dei cibi. Per questo motivo, è importante consumare frutta e verdura fresca e non conservarla troppo a lungo.*

- *Esposizione alla luce: alcune vitamine termolabili, come la vitamina B2, possono degradarsi anche a causa dell'esposizione alla luce. Per questo motivo, è consigliabile conservare i cibi in luoghi bui e non esporli alla luce diretta del sole.*

In conclusione, le vitamine termolabili sono importanti per la salute e il benessere del nostro corpo, ma possono essere danneggiate durante la cottura e la preparazione dei cibi. Conoscere le fonti alimentari di queste vitamine e i metodi di preparazione che le degradano può aiutare a garantire un'alimentazione equilibrata e sana.

Il testo prodotto è semplicemente corretto. Possiede tutte le informazioni necessarie per spiegare il tema e ne parla senza fronzoli, utilizzando metodi di comunicazione basilari come le frasi brevi e immediate e le liste puntate.

Tuttavia, è sterile: parla proprio come ci aspetteremmo che parlasse una macchina, senza argomentare o accattivare alla lettura. Nell'ambito dell'educazione alimentare è sicuramente importante riuscire a catturare l'attenzione del lettore, anche per evitare il tipico fenomeno del "eh vabbè ma si parla di cibo, io le so già 'ste cose".

Inoltre, cosa importante, non ha un pubblico specifico: i termini e i modi di porsi devono cambiare a seconda se si ha davanti tecnici, persone comuni o bambini.

Ma questo potrebbe essere stata colpa mia. Che succede allora se pongo la stessa domanda ma specificando a chi è rivolto?

"scrivi un testo di educazione alimentare sul tema delle vitamine termolabili, le loro fonti alimentari e i metodi di preparazione che le degradano rivolto a un pubblico di bambini"

Proponendo i bambini come pubblico di riferimento mi aspettavo un cambio totale di registro: meno paroloni scientifichi, più esempi pratici e riferimenti a cose di uso comune come la frutta. Questo è stato il risultato:

Ciao bambini! Sapevate che esistono delle vitamine che sono sensibili al calore e alla luce? Si chiamano vitamine termolabili e oggi vi parlerò di alcune di queste vitamine, delle loro fonti alimentari e dei modi in cui possiamo prenderci cura di loro durante la preparazione dei cibi.

La vitamina C è una delle vitamine termolabili più conosciute. La troviamo negli agrumi come le arance e i limoni, nei kiwi, nei pomodori, nei peperoni e nei broccoli. Per mantenere la vitamina C presente in questi cibi, è meglio non cuocerli troppo a lungo o a temperature troppo alte.

Per esempio, potreste mangiare un'arancia fresca a merenda invece di scegliere il succo di arancia, che potrebbe aver perso un po' di vitamina C durante la spremitura e la conservazione.

La vitamina B1, o tiamina, si trova nella carne di maiale, nei cereali integrali, nei legumi e nelle noci. Quando cuciniamo la carne o i legumi, è meglio cuocerli a fuoco medio invece di farli bollire troppo a lungo. In questo modo, la tiamina sarà meglio preservata.

La vitamina B2, o riboflavina, si trova nel latte, nello yogurt, nel formaggio, nella carne, nelle verdure a foglia verde e nei funghi. Anche in questo caso, è meglio non cuocere troppo a lungo i cibi contenenti riboflavina. Per esempio, potreste mangiare uno yogurt alla frutta come spuntino invece di scegliere un dolce a base di latte cotto al forno.

Infine, la vitamina B9, o acido folico, si trova in alcune verdure a foglia verde come gli spinaci, i broccoli e i cavoli, nella frutta secca e nei cereali integrali. Questa vitamina è molto importante per la salute delle donne in gravidanza, perché aiuta a prevenire malformazioni del feto. Per mantenere l'acido folico presente negli alimenti, è meglio cuocerli a vapore o a fuoco medio.

In generale, ricordate che le vitamine termolabili sono importanti per la vostra salute e il vostro benessere, ma possono essere danneggiate durante la preparazione dei cibi. Per questo motivo, cercate di mangiare frutta e verdura fresca e di non cuocere troppo a lungo i cibi che le contengono. Mangiate sano e divertitevi!

L'approccio è totalmente cambiato. Niente più elenchi puntati, niente (o quasi) paroloni scientifici, approccio pratico e diretto a catturare l'attenzione dei bambini. E' sicuramente il cambio di registro che serviva in questo caso. Devo ammettere che in questo specifico caso mi ha stupito. Se davvero devo trovare un pelo nell'uovo, direi che avrei cambiato leggermente il paragrafo sull'acido folico, ma in realtà non sarebbe neanche tanto necessario.

Questo test mi ha stupito: è la dimostrazione che, nel momento in cui si parla di recupero di informazioni e costruzione di un testo, Chat GPT diventa lo strumento essenziale.

Sicuramente ogni nutrizionista può modificare ciò che produce in base al suo stile e al suo modo di approcciarsi agli argomenti, ma è anche vero che più si "parla" con l'intelligenza artificiale, più essa si avvicina al nostro modo di vedere gli argomenti e ci fornisce risultati sempre più coerenti a ciò che cerchiamo.

ChatGPT per Nutrizionisti: riflessioni finali

L'analisi che ho fatto con ChatGPT sull'applicabilità dell'intelligenza artificiale nella figura professionale del nutrizionista ha dato frutti più articolati del previsto. E' anche stata – soprattutto inizialmente – costellata di fallimenti che hanno avuto bisogno di alcune prove per permettere da un lato a lei di comprendere cosa volessi e dall'altro a me di capire come porre le domande nel modo corretto perché mi capisse.

Se una qualsiasi persona che vuole seguire un piano nutrizionale volesse testarla, la sconsiglierei caldamente: è ancora troppo acerba e troppo poco conscia delle sfumature che la nutrizione umana presenta per poter offrire un servizio paragonabile a quello di un professionista della nutrizione. Inoltre, ha dimostrato sbagliare soprattutto quando si chiedeva un piano alimentare completo, perdendo informazioni inserite e generando risultati che spesso dovevano essere rivisti. Di certo, non è un servizio valido per il consumatore di oggi, che vuole tutto pronto allo schioccare delle dita.

Se invece a volerne usufruire è il nutrizionista, il discorso cambia. Sicuramente bisogna rendersi conto dei limiti di questa tecnologia e di come essa possa generare risposte alle domande specifiche della nostra professione. Tuttavia, imparando come ragiona e come porre le domande in maniera corretta, può essere applicata nella formulazione di pasti semplici, con grammature predeterminate dalla nostra esperienza o ricavate da una ricetta preesistente. E' stata in grado di generare in maniera soddisfacente l'analisi bromatologica dei pasti e coerentemente con le tabelle nutrizionali ufficiali di cui già si serve il nutrizionista, servizio molto utile per accelerare i tempi di costruzione di un piano alimentare. Inoltre, è uno strumento potentissimo nella generazione di testi per l'educazione alimentare e materiale di divulgazione, ovviamente previo controllo da parte del professionista.

E' però palese che, allo stato attuale, è possibile circoscrivere il suo utilizzo esclusivamente a questo ambito, dato che sono presenti alcuni errori importanti, mancanze e incongruità che in casi di patologie o condizioni fisiologiche speciali, come la gravidanza o il bambino in crescita, possono inficiare la qualità di un piano alimentare. Per ora.

Dico "per ora" perché questa tecnologia si evolve a una velocità disarmante: in questi giorni potrebbe non essere adatta a sostituire il lavoro intellettuale, e probabilmente non lo sarà mai, ma con il tempo è possibile che venga trasformata, migliorata e implementata in strumenti utili ad accelerare i tempi di formulazione dei piani nutrizionali di alta qualità, migliorando ancora di più il lavoro che un nutrizionista svolge costantemente.